AF470027

Documents pour servir à l'histoire de la médecine

D^r ED. SPALIKOWSKI

I

DICTIONNAIRE MÉDICAL

DES

ESSAIS DE MONTAIGNE

Précédé d'une Introduction sur « Montaigne malade »

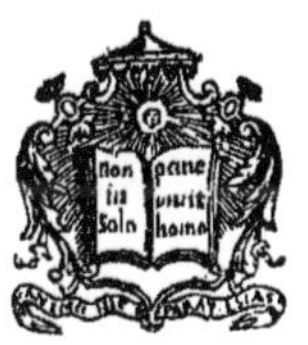

<table>
<tr><td>PARIS</td><td>ROUEN</td></tr>
<tr><td>Librairie J.-B. BAILLIÈRE et FILS</td><td>AGENCE A. LEMORT</td></tr>
<tr><td>19, rue Hautefeuille</td><td>Rue Beauvoisine, 18</td></tr>
</table>

1897

Documents pour servir à l'histoire de la médecine

———

DICTIONNAIRE MÉDICAL

DES

ESSAIS DE MONTAIGNE

Documents pour servir à l'histoire de la médecine

Dʳ Ed. SPALIKOWSKI

I

DICTIONNAIRE MÉDICAL

DES

ESSAIS DE MONTAIGNE

Précédé d'une Introduction sur « Montaigne malade »

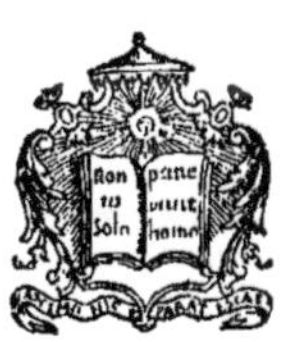

PARIS

Librairie J.-B. BAILLIÈRE et FILS

19, rue Hautefeuille

ROUEN

AGENCE A. LEMORT

Rue Beauvoisine, 18

1897

PRÉFACE

pour les Documents concernant l'histoire de la médecine

Je commence avec ce présent ouvrage une série de travaux sur l'histoire de la médecine, qui formeront une longue série, je l'espère.

Je me propose d'y introduire une suite de notes et de documents qui pourront peut-être servir à élever un monument durable à l'histoire des sciences médicales ; ce ne sont que des matériaux grossiers et informes, qui attendent un habile architecte pour les disposer avec élégance et solidité.

Ne pouvant et n'osant assumer seul la lourde tâche de rédiger cet immense travail, j'ai cru du moins que je pourrais peut-être aider l'érudit futur, en lui indiquant soit des sources bibliographiques, soit des biographies, et en remettant en lumière quelques noms trop oubliés ou des œuvres injustement méprisées.

Mon œuvre est longue et délicate, elle n'a qu'une valeur d'érudition. N'y recherchez donc pas la précision de la forme, l'heureuse disposition des matières, ou la justesse des critiques. Ce ne sont que des notes, fruits de nombreuses lectures, de recherches ardues, mises en ordre par un chercheur qui s'est consacré à la science de l'homme et de ses maladies.

E. S.

Acquigny, 17 novembre 1897.

PRÉFACE

au Dictionnaire médical des Essais

Quand un auteur s'attache à l'étude d'écrivains tels que Montaigne, Rabelais et Régnier, il court le risque de s'attirer de sévères critiques. L'immoralité de ces auteurs est chose connue, et le critique doit forcément en parler, surtout quand il s'agit d'un *Dictionnaire médical.*

Que le lecteur honnête ne s'effarouche donc pas si, comme médecin, je suis obligé de citer le texte original ; cette citation n'aura d'autre but que de montrer précisément comment Montaigne savait traiter les questions les plus délicates, et quelle science il possédait non seulement du moral humain, mais du physique.

Ses termes sont crus, mais ses explications sont justes, ses préceptes d'hygiène sont dignes d'être suivis, et si tous les médecins des xvie et xvii[o] siècles avaient eu son bon sens, nul doute que les traits satiriques de Molière contre les Purgon de l'époque de Louis XIV n'eussent porté à faux.

C'est donc un ouvrage de science et non de littérature que je présente au public, et c'est comme tel qu'il doit être consulté par les médecins.

Dr E. S.

INTRODUCTION

Montaigne malade.

Vous souvenez-vous du Journal que rédigèrent les médecins de Louis XIV ? C'est peut-être à ces derniers que nous devons de connaître aussi bien les vilaines faiblesses du Roi-Soleil. Montaigne n'a pas fait autre chose.

Je ne m'occuperai pas ici du *Journal de Voyage* de Michel de Montaigne, me contentant de dépeindre le physique de l'auteur, à l'aide des renseignements qu'il nous a donnés dans ses Essais.

* * *

Montaigne naquit d'un père rhumatisant, goutteux et graveleux, ceci ne fait pas l'ombre d'un doute et lui-même fut atteint de ces maladies, de très bonne heure.

« Il est à croire que je doibs à mon père cette qualité pierreuse : car il mourut merveilleusement affligé d'une grosse pierre qu'il avoit en la vessie. Il ne s'apperceut de son mal que le soixante-septième an de son âge : et avant cela il n'en avoit eu aulcune menace ou ressentiment aux reins, aux costez, ny ailleurs : et avoit vescu jusqu'alors en une heureuse santé et bien peu subjecte à maladie : et dura encores sept ans en ce mal, traisnant une fin de vie bien douloureuse. » (II—XXXVII).

L'éducation, molle et quasi-sensuelle, qu'il reçut dès son jeune âge, me paraît être une cause prédisposante à l'éclosion de ses rhumatismes.

Aussi à 47 ans, avait-il des coliques néphrétiques, de la néphrite, et de la gravelle, ce qui le détermina à entreprendre des voyages aux eaux minérales. Je ne le suivrai pas dans les stations qu'il a traversées. Les beaux travaux du Dr Payen m'en dispensent d'ailleurs.

Il remuait peu, dormait et mangeait beaucoup. Il avoue lui-même qu'il n'avait qu'une *vulgaire suffisance* pour jouer à la paume, à la lutte, tous exercices en faveur au XVIe siècle, quant « à nager, à escrimer, à voltiger et à saulter, nulle du tout. » (II—XVII).

Il ne sut jamais *équiper un cheval de ses harnois*, ny

porter à poing un oyseau et le lascher, ny parler aux chiens, aux oyseaux, aux chevaulx. (II—XVII).

Sur le tard, il se repentit de cette inertie : « Il n'est rien, disait-il, qu'on ne doibve tant recommander à la jeunesse que l'activité et la vigilance : nostre vie n'est que mouvement. Je m'esbranle difficilement, et suis tardif partout : à me lever, à me coucher, et à mes repas : c'est matin pour moy que sept heures ; et si je gouverne, je ne disne ny avant onze, ny ne soupe qu'après six heures. J'ay aultresfois attribué la cause des fiebvres et maladies où je suis tombé, à la pesanteur et assoupissement que le long sommeil m'avoit apporté : et me suis toujours repenty de me r'endormir le matin. Platon veult plus de mal à l'excez du dormir qu'à l'excez du boire. J'ayme à coucher dur, et seul : voire sans femme, à la royale : un peu bien couvert. On ne bassine jamais mon lict : mais depuis la vieillesse on me donne, quand j'en ay besoing, des draps à eschauffer les pieds et l'estomach. On trouvoit à redire au grand Scipion d'estre dormart ; mais, à mon advis, pour aultre raison, sinon qu'il faschoit aux hommes qu'en luy seul il n'y eut aulcune chose à redire. Si j'ay quelque curiosité en mon traictement, c'est plus tost au coucher qu'à autre chose : mais je cède et m'accommode en général, autant que tout aultre, à la nécessité. Le dormir a occupé une grande partie de ma vie, et le continue encores, en cet aage, huict ou neuf heures, d'une haleine. Je me retire avecques utilité de cette propension paresseuse : et en vaulx évidemment mieulx. Je sens un peu le coup de la mutation : mais c'est faict en trois jours. Et n'en veois guère qui vive à moins, quand il est besoing, et qui s'exerce plus constamment, ny à qui les corvées poisent moins. Mon corps est capable d'une agitation ferme, mais non pas véhémente et soubdaine. Je fuys mes huys les exercices violents et qui me mènent à la sueur : mes membres se lassent avant qu'ils s'eschauffent. Je me tiens debout, tout le long d'un jour, et ne m'ennuye point à me promener, mais sur le pavé depuis mon premier aage, je n'ay aymé d'aller qu'à cheval ; à pied, je me crotte jusques aux fesses ; et les petites gents sont subjects, par ces rues, à estre chocquez et coudoyez, à faulte d'apparences : et ay aymé à me reposer, soit couché, soit assis, les jambes autant un peu plus haultes que le siège. » (III — XIII).

Comme on le voit, par cette confession naïve, Montaigne faisait tout pour devenir goutteux.

Aussi est-ce de sa goutte et de sa *cholique* que l'auteur des Essais va entretenir le lecteur, d'où l'on peut conclure qu'il en souffrit maintes et maintes fois.

*
* *

A 33 ans, Montaigne se marie. A cette époque, il avait « la taille forte et ramassée, le visage non pas gras, mais plein ; la complexion entre le jovial et le mélancholique, moyennant sanguine et chaulde. » (II—XVII). De plus, il était petit ; il avait un front large, les oreilles et la bouche petites, la tête bien prise, la barbe brune « à écorce de châtaigne, » la poitrine et les jambes velues. « Bien qu'il n'eût jamais eu la gale, il avait aux oreilles une démangeaison qui l'obligeait souvent à se gratter « douce gratification de nature » « et à main. » Il ne portait pas de lunettes, mais sa vue se fatiguant vite, il se servait, pour lire, d'une espèce de loupe en verre sombre, ou bien se faisait lire. Quelquefois il dictait. » (P. STAPFER.)

Ce ne fut point l'amour qui poussa Montaigne à contracter une union légitime, mais il le fit « parce qu'il est bon d'avoir souvent affaire aux femmes, car cela ouvre les passages, et achemine le grave et le sable. » (II — XXXVII).

Un spirituel écrivain, qui a beaucoup étudié Montaigne, dit à son tour : « Le 23 septembre 1565, Montaigne, âgé de trente-trois ans, se maria, ou, plus exactement, prit la femme que ses parents choisirent pour lui, car il était d'humeur plutôt célibataire, autrement dit indépendante, et de son propre dessein, il eût « fui d'épouser la Sagesse même, si elle eût voulu de lui. » Mais il considérait objectivement le mariage comme « une des plus belles pièces de notre société, » comme un bon conseil que « la coutume » donne à l'homme, et il laissa cette sage coutume régler son propre sort. « On ne se marie pas pour soi, quoi qu'on die : on se marie autant, ou plus, pour sa postérité, pour sa famille. L'usage est l'intérêt du mariage, touche notre race bien loin par delà nous. »

« Le mariage est une institution divine et humaine, une loi de Dieu et de la philosophie. En se mariant, Montaigne, héritier de l'antique Sagesse, chrétien de la tradition catholique, exemplaire de l'humanité moyenne, obéit purement et simplement à l'ordre éternel répété d'âge en âge par le chœur trente fois séculaire de toutes les vénérables barbes blanches. »

(Paul STAPFER.— *La Famille et les Amis de Montaigne, causeries autour du sujet.* — Paris, Hachette et C⁰, 1896, page 56).

Outre l'usage des eaux minérales et de la femme, Montaigne qui n'aimait point les médecins, s'imposa un *régime.* — Oh ! les médecins étaient son cauchemar ! Sa haine pour les disciples d'Esculape était aussi profonde que sincère. « Il leur en vouloit à mort d'avoir « tué un ami qui valoit mieux qu'eux tous tant qu'ils sont. » C'était le siècle où les médecins prenaient plaisir à se rendre ridicules, et l'on comprend que Montaigne devait prendre plaisir à les bafouer. (Voyez P. STAPFER. — *Montaigne dans Collection des grands Ecrivains français.* — Paris, Hachette et C⁰, 1895.) Remarquez, en passant, que sa thérapeutique n'est pas absurde, et qu'elle laisse bien loin derrière elle celle de Caton l'Ancien, cet autre mangeur de médecins. D'ailleurs, son estomac était quelque peu intolérant. Il ne pouvait par exemple « soubtenir plus de deux pleins repas en un jour » et s'abstenait de manger des huîtres ainsi que les sauces fortement relevées qui avaient fait les délices de sa jeunesse ; il prenait peu de vin : « Le vin, disait-il, nuit aux malades ; c'est la première chose de quoy ma bouche se desgoûte et d'un desgoùt invincible ɪᴠ) ». Il ne comprenait pas d'ailleurs que l'on put boire sans soif. (ɪɪ — ɪɪ).

Il mangeait lentement : « la presse des plats et des services (*lui*) déplaisait aultant qu'aultre presse, il se contentait de peu de mets, mais cherchait souvent des viandes salées, et usait de pain sans sel. »

Plus loin, il écrit encore : « Les longues tables m'ennuient et me nuisent, car soit pour m'y estre accoustumé enfant, à faulte de meilleure contenance, je mange autant que j'y suis. Pourtant chez moi, quoyqu'elle soit des courtes, je m'y mets volontiers un peu après les aultres sur la forme d'Auguste, mais je ne l'imite pas, en ce qu'il en sortoit aussi avant les aultres : au rebours, j'ayme à me reposer longtemps aprez et en ouïr contes, pourveu que je ne m'y mesle point : car je me lasse et me blèce de parler l'estomach plein, autant comme je treuve l'exercice de crier et contester avant le repas, très salubre et plaisant. » (iii—xiii).

Il ne désirait ni salades, ni fruits, ni melons, mais son goût était capricieux, il était friand de poisson, buvait du vin clairet aujourd'hui et préférait le blanc demain, mais toujours il trempait son vin à moitié, parfois au tiers. Il estimait que les enfants ne doivent user de vin qu'après 16 ou 18 ans.

Jamais il ne changeait ses habitudes, et se servait du « mesme lict, mesmes heures, mesmes viandes et mesme breuvage. » (ii—xiii).

Il craignait la fraîcheur de la nuit, à laquelle, comme rhumatisant, il devait être sensible, mais il « estimait le baigner salubre » et ceci ne doit point rester inaperçu. C'est peut-être par l'usage des bains qu'il a pu atteindre une extrême vieillesse.

Mais ce dont il a le plus souffert, c'est de la rétention

d'urine. « L'opiniastreté de mes pierres, dit-il, spécialement en la verge, m'a parfois jecté en longue suppression d'urine, de trois ou quatre jours, et si avant en la mort que c'eust esté folie d'espérer l'éviter, voyre desirer : veu les cruels efforts que cet estat apporte. » (II — IV).

L'heureux vieillard mourut d'une esquinancie, dit Pasquier. Sa fin fut douce comme l'avait été sa vie. Il avait 59 ans.

———

Si le lecteur voulait avoir quelques renseignements complémentaires, je l'engagerais à recourir principalement aux ouvrages suivants :

Dr CONSTANTIN JAMES. — Montaigne, ses voyages aux eaux minérales en 1580 et 1581. — Paris, 1859. — In-8°.

Dr F. PAYEN. — Documents inédits ou peu connus sur Montaigne.

— Nouveaux documents inédits ou peu connus sur Montaigne.

— Documents inédits sur Montaigne — n° 3.

Dr F. PAYEN. — Recherchés sur Montaigne. — Documents inédits — n° 4.

SAINTE-BEUVE. — Montaigne en voyage. — Nouveaux Lundis. — Paris, 1804. — In-12, t. II.

DICTIONNAIRE MÉDICAL

DES ESSAIS DE MONTAIGNE

A

Accointance amoureuse. — On pourrait peut-être s'étonner de rencontrer de telles explications sur un tel sujet dans un livre aussi grave en apparence que celui des Essais, il n'en est rien, lisez plutôt. « La bru de Pythagoras disoit que la femme qui se couche avecques un homme doibt, avecques sa cotte laisser quand et quand la honte, et la reprendre avecques sa cotte. L'âme de l'assaillant, troublée de plusieurs diverses alarmes, se perd aysément : et à qui l'imagination a faict une fois souffrir cette honte (et elle ne le faict souffrir qu'aux premiers accointances, d'autant qu'elles sont plus ardentes et après, et aussi qu'en cette première cognoissance qu'on donne de soy, on craint beaucoup plus de faillir), ayant mal commencé, il **entre en** fiebvre et despit de cet accident, qui luy dure **aux occasions** suyvantes. Les mariez, le temps estant tout leur, ne doibvent ny presser, ny taster leur entreprise, s'ils ne sont prests ; et vault mieux faillir indécemment estrener la couche nuptiale, pleine d'agitation et de fiebvre, attendant **une et** une aultre commodité plus privée et moins alarmée que de tomber en une perpétuelle misère pour s'estre estonné et désespéré du premier refus. Avant la possession prinse, le patient se doibt à saillies et divers temps, légièrement essayer et offrir, sans se picquer et opiniastrer à se convaincre definitivement soy-mesme. Ceulx qui sçavent leurs membres de nature dociles, qu'ils se soignent seulement de contrepiper leur fantaisie.

« On a raison de remarquer l'indocile liberté de ce membre s'ingérant si importunément lorsque nous n'en avons que faire, et défaillant si importunément lorsque nous en avons le plus affaire, et contestans de l'auctorité si imperieusement avecques nostre volonté, refusant avecques tant de fierté et

d'obstination nos sollicitations et mentales et manuelles. »
(Livre I.)

Ailleurs, il dit encore : « C'est, comme j'estime d'une
opinion tendre, respectueuse qu'un grand et religieux auc-
teur tient cette action (les rapprochements sexuels) si néces-
sairement obligée à l'occultation et vergongne, qu'en la
licence des embrassements cyniques, il ne se peult persuader
que la besongne en veinst à cette fin, ains qu'elle s'arrestoit
à représenter des mouvements lascifs seulement pour main-
tenir l'impudence de la profession de leur eschole : et que
pour eslancer ce que la honte avoit contrainct et retiré, il
leur estoit encores aprez besoin de chercher l'ombre. Il
n'avoit pas veu assez avant en leur desbauche : car Diogenes,
exerceant en public sa masturbation, faisoit souhait en présence du peuple assistant « de pouvoir ainsi souler son ventre
en le frottant. » (Livre II, Chapitre XII.) Il ne faut pas
s'étonner à l'excès de l'immoralité de Montaigne, la licence était permise à Rabelais et à Régnier, pourquoi au-
rait-elle été refusée à Montaigne ? Il ne faut donc pas voir
dans ses études un encouragement à l'obscénité, car la

science doit quelquefois braver l'honnêteté, bien malgré elle.

Accouchement. — Montaigne prétend qu'il existe certaines nations où les douleurs de l'enfantement passent pour ainsi dire inaperçues. De tels exemples ne sont pas rares même de nos jours, et j'ai vu une paysanne faire une fausse-couche sur la route, sans s'en apercevoir autrement que par la sensation désagréable du liquide amniotique et du sang. « Je laisse à part les femmes lacédémoniennes : mais aux Souisses, parmy nos gents de pieds, quel changement y trouvez-vous ? Sinon que trottant aprez leurs maris vous leur veoyez aujourd'hui porter au col l'enfant qu'elles avoient hier au ventre : et ces OEgyptiennes contrefaictes, ramassées d'entre nous, vont elles-mesmes laver les leurs qui viennent de naistre, et prennent leurs bains en la plus prochaine rivière. » (Livre II, Chap. XL.)

« Socrates disoit que les sages femmes, en prenant ce mestier de faire engendrer les aultres, quittent le mestier d'engendrer elles-mesmes. » (Livre II, Chap. XII.)

Aiguillettes (Nouements d'). — « Je suis encores en ce

doubte, que ces plaisantes liaisons, de quoy nostre monde se veoid si entravé qu'il ne se parle d'aultre chose, ce sont volontiers des impressions de l'appréhension et de la crainte… Un comte de très bon lieu, de qui j'estois fort privé, se mariant avecques une belle dame, qui avoit été poursuyvie de tel qui assistoit à la feste, mettoit en grande peine ses amis : et nommément une vieille dame sa parente, qui présidoit à ces nopces et les faisoit chez elle, craintifve de ces sorcelleries : ce qu'elle me feit entendre. Je la priay s'en reposer sur moy. J'avoy, de fortune, en mes coffres, certaine petite pièce d'or platte, ou estoient gravées quelques figures célestes, contre le coup du soleil, et pour oster la douleur de teste, le logeant à poinct sur la cousture du test : et pour l'y tenir, elle estoit cousue à un ruban propre à rattacher soubs le menton : resverie germaine à celle de quoy nous parlons. Jacques Peletier vivant chez moy, m'avoit faict ce présent singulier. J'advisay d'en tirer quelque usage, et dis au comte qu'il pourroit courre fortune comme les aultres, ayant là des hommes pour luy en vouloir prester une ; mais que hardiment il s'allast coucher ; que je luy ferois un tour

d'amy, et n'espargnerois à son besoing un miracle qui estoit
en ma puissance, pourveu que sur son honneur il me pro-
meist de le tenir tres fidelement secret : seulement, comme
sur la nuict on iroit luy porter le resveillon, s'il luy estoit
mal allé, il me feist un tel signe. Il avoit eu l'ame et les au-
reilles si battues, qu'il se trouva lié du trouble de son imagination, et me feit son signe à l'heure susdicte. Je luy dis lors
à l'aureille, qu'il se levast, soubs couleur de nous chasser,
et prinst en se jouant la robbe de nuict que j'avoy sur moy
(nous estions de taille fort voysine), et s'en vestist tant qu'il
auroit executé mon ordonnance, qui feut, quand nous se-
rions sortis, qu'il se retirast à tumber de l'eau ; dist trois
fois telles parolles, et feist tels mouvements, qu'à chascune
de ces trois fois il ceignist le ruban que je luy mettois en
main, et couchast bien soigneusement la medaille, qui y
estoit attachée, sur ses roignons, la figure en telle posture :
cela faict, ayant à la dernière fois, bien estreinct ce ruban
pour qu'il ne se peust ny desnouer ny mouvoir de sa place,
qu'en toute asseurance il s'en retournast à son prix faict, et
n'oubliast de reiecter ma robbe sur son lict, en maniere

qu'elle les abriast touts deux. Ces singeries sont le principal de l'effect ; nostre pensée ne se pouvant desmeler que moyens si estranges ne viennent de quelque abstruse science : leur inanité leur donne poids et reverence. Somme, il fent certain que mes characteres se trouvèrent plus vénériens que solaires, plus en action qu'en prohibition. Ce feut une humeur prompte et curieuse qui me convia à tel effect, esloigné de ma nature. Je suis ennemy des actions subtiles et feinctes, et hay la finesse, en mes mains, non seulement récréative mais aussi proufitable : si l'action n'est vicieuse, la route l'est. (LIVRE I, CHAP. XX.)

Amour. — Je résume ici les impressions de Montaigne, car j'aurais trop à en dire. L'amour, d'après ce dernier n'est qu'une soif de jouissance, il n'est rien sans l'imagination et ne consiste que dans le désir, il égale l'homme aux bêtes, mais il peut rendre de grands services en retardant la vieillesse (j'aurai pensé le contraire), mais il ne convient qu'à l'extrême jeunesse (Cf. LIVRE I). Très versé dans l'histoire des Romains, Montaigne nous parle encore des amours antiques, dont chacun connaît l'immoralité, et parle encore des amours dénaturées. (Ch. Livre I, Chap. XXII.)

Amulettes cabalistiques. — Voyez *Nouements d'aiguillettes.*

Apparition d'esprits. — Montaigne spirite ! Voilà qui ne serait guère étonnant, pensez-vous. Pas du tout ; lisez au contraire le récit qui suit, et voyez comme son cerveau était mal préparé pour l'aliénation ou l'hystérie ! « Passant avant-hier dans un village, à deux lieues de ma maison, je trouvay la place encores toute chaulde d'un miracle qui venoit d'y faillir : par lequel le voysinage avoit esté amusé plusieurs mois : et commençoient les provinces voysines de s'en esmouveoir, et y accourir à grosses troupes de toutes qualitez. Un jeune homme du lieu s'estoit joué à contrefaire, une nuict, en sa maison, la voix d'un esprit sans penser à aultre finesse qu'à jouir d'un badinage présent : cela luy ayant mieulx succédé qu'il n'espéroit, pour estendre sa farce à plus de ressorts, il y associa une fille de village, du tout stupide et niaise : et feurent trois enfin de même aage et pareille suffisance : et de presches domestiques en feirent des presches publiques, se cachants soubs l'autel de l'église, ne parlants que de nuict et deffendants d'y apporter aulcune lumière. De paroles qui tendoient à la conversion du monde, et menace du jour du jugement (car ce sont subjects soubs l'auctorité et révérence desquels l'imposture se tapit plus ayséement), ils veinrent à quelques visions et mouvements si niais et si ridicules, qu'à peine y a il rien si grossier au jeu des petits enfants. Si toutesfois la fortune y eut voulu prester un peu de faveur, qui sçait jusques où se feust accru ce bastelage? Ces pauvres diables sont à cette heure en prison : et porteront volontiers les peines de la sottise commune, et ne sçais si quelque juge se vengera sur eux de la sienne. » (LIVRE III, CHAP. XI.)

Atomes d'Epicure. — Je tiens à faire connaître au lecteur l'opinion de Montaigne sur les atomes d'Epicure : « Et quoy les Epicuriens ! de quelle simplicité estoient-ils allez premièrement imaginer que leurs atomes, qu'ils disoient estre des corps ayants quelque poisanteur et un mouvement naturel contre bas, eussent basti le monde : jusques à ce qu'ils feussent advisez par leurs adversaires, que par cette description il n'estoit pas possible qu'ils se joignissent et se prinssent l'un à l'aultre, leur cheute estant aussi droicte et perpendiculaire, et engendrant par tout des lignes parallèles? parquoy il feut force qu'ils y adjoutassent depuis un mouvement de costé, fortuite, et qu'ils fournissent encores à leurs atomes des queues courbes et crochues pour les rendre aptes à s'attacher et se coudre : et lors même, ceux qui les poursuyvent de cette aultre considération les mettent-ils pas en peine ? « Si les atomes ont, par sort, formé tant de sortes de figures, pourquoy ne se sont-ils jamais rencontrez à faire une maison et un soulier ? pourquoy de mesme ne croit-on qu'un nombre infini de lettres grecques versées emmy la place seroient pour arriver à la contexture de l'Iliade ! » (LIVRE II, CHAP. XII.)

B

Bains. 1° *Chez les anciens.* — « Aux bains que les anciens prenoient touts les jours avant le repas, et les prenoient aussi ordinairement que nous faisons de l'eau à laver les mains, ils ne se lavoient du commencement que les bras et les jambes : mais depuis, et d'une coustume qui a duré plusieurs siècles et en la pluspart des nations du monde, ils se lavoient tout nuds d'eau mixtionnée et parfumée, de manière qu'ils employoient pour tesmoignage de grande simplicité, de se laver d'eau simple. Les plus affettez et délicats se parfumoient tout le corps bien trois ou quatre fois par jour. Ils se faisoient souvent pinceter tout le poil, comme les femmes françoises ont prins en usage, depuis quelque temps de faire leur front.

Quod pectus, quod crura tibi, quod brachia vellis, quoyqu'ils eussent des oignements propres à cela.

Psilothro nitet, aut acida latet oblita creta. (Livre I, Chap. XLIX.)

2° *Chez les modernes.* — « J'ay veu, par occasion de mes voyages, quasi touts les bains fameux de chrestienté, et depuis quelques années, ay commencé à m'en servir : car, en général, j'estime le baigner salubre, et crois que nous encourons non légières incommoditez en nostre santé, pour avoir perdu cette coustume, qui estoit généralement observée au temps passé quasi en toutes les nations, et est encores en plusieurs, de se laver le corps touts les jours : et ne puis pas imaginer que nous ne vaillions beaucoup moins de tenir ainsi nos membres encroustez, et nos pores estoupez de crasse. » (Livre II, Chap. XXXVII.)

Besoins physiques. — Les cupiditez sont ou naturelles et nécessaires comme le boire et le manger : ou naturelles et non nécessaires, comme l'accointance des femelles : ou elles ne sont ny naturelles ny nécesssaires : de cette dernière sorte sont quasi toutes celles des hommes : elles sont toutes superflues et artificielles : car c'est merveille combien peu il fault à nature pour se contenter, combien peu elle nous a laissé à désirer. (Livre II, Chap. XII.)

Bestialité des hommes. — Il y aurait un beau traité de physiologie comparée des passions à faire avec les extraits glanés çà et là dans Montaigne ; c'est ainsi que notre auteur reconnaît que « les animaulx sont beaucoup plus réglez que nous ne sommes, et se contennent avec plus de modération sur les limites que nature nous a prescripts. » Malheureusement ici, Montaigne se trompe, car bien souvent les animaux ressemblent aux hommes. (Livre II. Chap. XII. —

Sur la physiologie comparée des passions dont je parle, lisez dans les Essais, les chapitres où le gentilhomme parle des animaux et notamment les livres I et II.

Boire à la française. — Après Rabelais, c'est Montaigne qui nous parle des *beuveries* dont étaient coutumiers nos aïeux. Là comme ailleurs, Montaigne a analysé le buveur de toutes les nations de son temps. Il parle des Allemands qui boivent n'importe quel vin avec plaisir « leur fin, c'est l'avaller, plus que le gouster »... Secondement, boire à la française, à deux repas et modérément, c'est trop restreindre les faveurs de ce dieu : il y fault plus de temps et de constance : les anciens franchissoient des nuicts entières à cet exercice, et y attachoient souvent les jours : et ne fault dresser son ordinaire plus large et plus ferme. J'ay veu un grand seigneur de mon temps, personnage de haultes entreprinses et fameux succez, qui sans effort et au train de ses repas communs, ne beuvait guères moins de cinq lots de vin : et ne se montroit, au partir de là, que trop sage et advisé aux despens de nos affaires. Le plaisir, duquel nous voulons tenir compte au cours de nostre vie, doibt en employer plus d'espace : il fauldroit, comme les garsons de boutique, et gents de travail, ne refuser nulle occasion de boire, et avoir ce désir toujours en teste.

Il semble que tous les jours nous raccourcissons l'usage de celluy-cy : et qu'en nos maisons, comme j'ay veu en mon enfance les desjeuners, les ressiners (légers repas après diner) et les collations feussent plus fréquentes et ordinaires qu'à présent. Seroit-ce en quelque chose nous allassions vers l'amendement? Vrayment non : mais ce peult estre que nous nous sommes beaucoup plus jettez à la paillardise, que nos pères. Ce sont deux occupations qui s'entr'empeschent en leur vigueur : ell'a affoibli nostre estomach, d'une part : et d'aultre part, la sobriété sert à nous rendre plus coints, plus damerets pour l'exercice de l'amour. (Liv. II, Chap. II.)

Boîteux. — Saviez-vous que les boîteuses et boiteux sont parfaits pour l'amour? Lisez plutôt : « On dict en Italie, un commun proverbe, que celuy-là ne cognoist pas Vénus en sa parfaicte doulceur, qui n'a couché avecques la boîteuse. La fortune ou quelque particulier accident ont mis, il y a longtemps, ce mot en la bouche du peuple : et se dict des máles comme des femelles : car la royne des Amazones respondit au Scythe qui la convioit à l'amour, ἄριστα Χωλὸς οἴφεῖ, le boîteux le faict le mieulx. En cette république féminine, pour fuyr la domination des masles, elles les stropioient dèz l'enfance, bras, jambes, et aultres membres qui leur donnoient advantage sur elles, et se servoient d'eulx à ce seulement à quoy nous nous servons d'elles par deça. J'eusse dict que le mouvement détraqué de la boîteuse apportast quelque nouveau plaisir à la besogne, et quelque poincte de doulceur à ceulx qui l'essayent ; mais je viens d'apprendre que mesme la philosophie ancienne en a décidé : elle dict que les jambes et cuisses des boîteuses ne recevant, à cause de leur imperfection, l'aliment qui leur est deu, il en advient que les parties génitales qui sont au-dessus, sont plus plaines, plus nourries et vigoreuses : ou bien que ce défault empeschant l'exercice, ceulx qui en sont entachez dissipent moins leurs forces, et en viennent plus entiers aux jeux de Vénus : qui est aussi la raison pour quoy les Grecs descrioient les tisserandes, d'estre plus chauldes que les aultres femmes, à cause du mestier sédentaire qu'elles font,

sans grand exercice du corps. De quoy ne pouvons-nous
raisonner à ce prix là ? De celles-icy je pourrois aussi dire
que ce trémoussement, que leur ouvrage leur donne ainsin
assises, les esveille et solicite, comme faict les dames le
croulement et tremblement de leurs coches. » (LIVRE III
CHAP. XI.)

C

Cadavres. — « Chrysippus et Zenon, chefs de la secte
stoïque, ont bien pensé qu'il n'y avoit aulcun mal de se
servir de nostre charongne à quoy que ce feust pour nostre
besoing, et d'en tirer de la nourriture ; comme nos ancèstres,
estantz assiégez par César en la ville d'Alexia, se résolurent
de soutenir la faim de ce siège par les corps des vieillards,
des femmes et aultres personnes inutiles au combat.

*Vascones, ut fama est, alimentis talibus usi produxere
animas.* Et les médecins ne craignent pas de s'en servir
à toute sorte d'usage pour nostre santé, soit pour l'appli-
quer au dedans ou au dehors. » (LIVRE I, CHAP. XXX.)

Calorifères. — « Un Allemand me feit plaisir à Auguste

(Augsbourg) de combattre l'incommodité de nos fouyers, par ce mesme argument de quoy nous nous servons ordinairement à condamner leurs poëles : car, à la vérité, cette chaleur croupie et puis la senteur de cette matière réchauffée de quoy ils sont composez, enteste la plupart de ceulx qui n'y sont pas expérimentez : moy, non : mais, au demourant, estant cette chaleur éguale, constante et universelle, sans lueur, sans fumée, sans le vent que louverture de nos cheminées nous apporte, elle a bien, par ailleurs, de quoy se comparer à la nostre. Que n'imitons-nous l'architecture romaine ? car on dict qu'anciennement le feu ne se faisoit en leurs maisons que par le dehors et au pied d'icelles : d'où s'inspiroit la chaleur à tout le logis par les tuyaux practiquez dans l'espez du mur, lesquels alloient embrassant les lieux qui en debvoient estre eschauflez : ce que j'ai veu clairement signifié, je ne sais où, en Senèque. Cettuy-cy m'oyant louer les commoditez et beautez de sa ville, qui le mérite certes, commença à me plaindre de quoy j'avois à m'en esloingner et des premiers inconvéniens qu'il m'allégua, ce feust la poisanteur de teste que m'apporteroient les cheminées ailleurs. Il avoit ouï faire cette plaincte à quelqu'un, et nous l'attachoit, estant privé par l'usage de l'apperceveoir chez luy. » (Livre III, Chap. XIII.)

Celse. — « Il parle bien plus rudement à leur art » (des médecins) que ne le fait Montaigne. (Livre II, Chap. XXXVII).

Chair humaine. — Voyez *Cadavres*.

Chaleur naturelle. — « La chaleur naturelle, disent les bons compaignons, se prend premièrement aux pieds : celle-là touche l'enfance : de là elle monte à la moyenne région où elle se plante longtemps, et y produict, selon moy, les seuls vrays plaisirs de la vie corporelle : les aultres voluptez dorment au prix : sur la fin, à la mode d'une vapeur qui va montant et s'exhalant elle arrive au gosier, où elle faict sa dernière pose. » (Livre II, Chap. II).

Chasteté. — « Il est des peuples où, sauf sa femme et ses enfants, aulcun ne parle au roy que par sarbatane. En une mesme nation, et les vierges montrent à descouvert leurs parties honteuses, et les mariées les couvrent et cachent soigneusement. A quoy cette aultre coustume qui est ailleurs, à quelque relation : la chasteté n'y est en prix que pour le service du mariage : car les filles se peuvent abandonner à leur porte, et engroissées, se faire avorter par médicaments propres au veu d'un chascun. Et ailleurs, si c'est un marchand qui se marie, touts les marchands conviez à la nopce couchent averques l'espousée avant luy : et plus il y en a, plus à elle d'honneur et de recommandation de fermeté et de capacité ; si un officier se marie, il en va de mesme : de mesme si c'est un laboureur ou quelqu'un du bas peuple : car lors c'est au seigneur à faire : et si, on ne laisse pas d'y recommander estroictement la loyauté pendant le mariage. » (Livre I, Chap. XXII). — De telles choses ne sont pas faites pour nous étonner, de telles coutumes existent encore aujourd'hui chez certaines peuplades. (Voyez M. Letourneau. — *Origines du mariage et de la famille, passim*).

Chèvres. — « Et ce que j'ay parlé des chèvres, c'est d'autant qu'il est ordinaire autour de chez moy, de veoir les femmes de village, lorsqu'elles ne peuvent nourrir les enfants de leurs mamelles, appeler des chèvres à leur secours : et j'ay à cette heure deux laquays qui ne tettèrent jamais que huict jours laict de femmes. Ces chèvres sont incontinent duictes à venir allaicter ces petits enfants, recognoissent leur voix quand ils crient, et y accourent : si on leur en présente un aultre que leur nourrisson, elles le refusent ; et l'enfant en faict de mesme d'une aultre chèvre. J'en veis un l'aultre jour à qui on osta la sienne, parce que son père ne l'avoit qu'empruntée d'un sien voisin : il ne peut jamais s'addonner à l'aultre qu'on luy présenta, et mourut, sans doubte de faim. (LIVRE II, CHAP. VIII).

Chien enragé. — Produit « une maladie que les médecins nomment hydrophobie. » (LIVRE II, CHAP. XII).

Chirurgie. — « La chirurgie me semble beaucoup plus certaine, parce qu'elle veoid et manie ce qu'elle faict ; il y a moins à coniecturer et à deviner : là où les médecins n'ont point de *speculum matricis* qui leur descouvre nostre cerveau, nostre poulmon, et nostre foye. » (LIVRE II, CHAP. XXXVII.)

Circoncision. — A propos des sauvages de l'Amérique du Nord, l'auteur dit : « qu'il s'y trouva des peuples qui aimoient à deffubler le bout de leur membre, et en retrenchoient la peau à la mahumetane et à la juifve, il s'y en

trouva d'aultres qui faisoient si grande conscience de le deffubler, qu'à tout des petits cordons ils portoient leur peau
bien soigneusement estirée et attachée au-dessus, de peur
que ce bout ne veist l'air. » (Livre II, Chap. XII.)

Clystères. — « Un marchand à Toulouse, maladif et
subject à la pierre, qui avoit souvent besoing de clystères,
et se les faisoit diversement ordonner aux médecins selon
l'occurence de son mal : apportez qu'ils estoyent, il n'y
avoit rien obmis des formes accoustumées ; souvent il tastoit
s'ils estoyent trop chauds ; le voylà couché, renversé, et
toutes les approches faictes, sauf qu'il ne s'y faisoit aulcune
injection. L'apotiquaire retiré aprez cette cérimonie, le patient accomodé comme s'il avoit véritablement prins le
clystère, il en sentait pareil effect à ceulx qui les prennent.
Et si le médecin n'en trouvoit l'opération suffisante, il lui
en donnoit deux ou trois aultres de mesme forme. Mon tesmoing jure que pour espargner la despense (car il les payoit
comme s'il les eust réceus), la femme de ce malade ayant
quelquesfois essayé d'y faire seulement mettre de l'eau tiède,
l'effect en descouvrit la fourbe ; et, pour avoir trouvé ceulx-

là inutiles, qu'il fallut revenir à la première façon. » (Livre I, Chap. XX.)

Colique. — « Je suis aux prinses avecques la pire de toutes les maladies, la plus soubdaine, la plus douloureuse, la plus mortelle, et la plus irremédiable ; j'en ay desja essayé cinq ou six bien longs accez et pénibles : toutesfois, où je me flatte, ou encores y a il en cet estat de quoy se soubtenir, à qui à l'âme deschargée de la crainte de la mort, et deschargée des menaces, conclusions et conséquences de quoy la médecine nous enteste ; mais l'effect mesme de la douleur n'a pas cette aigreur si aspre et si poignante, qu'un homme rassis en doibve entrer en rage et en désespoir. J'ay au moins ce proufit de la cholique, que, ce que je n'avois encores peu sur moy, pour me concilier du tout et m'accointer à la mort, elle le parfera ; car d'autant plus elle me pressera et importunera, d'autant moins me sera la mort à craindre. J'avois desja gaigné cela de ne tenir à la vie que par la vie seulement ; elle desnouera encores cette intelligence : et Dieu veuille qu'enfin, si son aspreté vient à surmonter mes forces, elle ne me rejecte à l'aultre extrémité,

non moins vicieuse, d'aimer et désirer à mourir ! (Livre II,
Chap. XXXVII.) — « Les choses apéritifves sont dange-
reuses à un homme choliqueux, d'autant qu'ouvrant les passages et les dilatant, elles acheminent vers les reins la matière
propre à bastir le grave, lesquels s'en saisissants volontiers
pour cette propension qu'ils y ont, il est malaysé qu'ils n'en
arrestent beaucoup de ce qu'on y aura charrié ; dadvantage,
si de fortune il s'y rencontre quelque corps un peu plus
grosset qu'il ne fault pour passer touts ces détroicts qui restent à franchir pour l'expeller au dehors, ce corps estant
esbranlé par ces choses apéritifves, et jecté dans ces canaux
estroicts, venant à les boucher, acheminera une certaine mort
et très douloureuse. (Livre II, Chap. XXXVII.)

Communauté de femmes. — Montaigne qui lisait beaucoup et qui savait beaucoup, n'a pas oublié de nous parler
de ces coutumes existantes encore aujourd'hui chez certaines
peuplades où les maris prêtent « leurs femmes à jouyr aux
hôtes en payant : où on peult honnestement faire des enfants
à sa mère, les pères se mesler à leurs filles et à leurs fils. »
(Livre I, Chap. XXII.)

Continence. — « Il n'est passion plus pressante que cette cy, (l'amour) à laquelle nous voulons qu'elles résistent seules, (les femmes) non simplement comme à un vice de sa mesure, mais comme à l'abomination et exsecration, plus qu'à l'irréligion et au parricide ; et nous nous y rendons cependant sans coulpe et reproche. Ceulx mesme d'entre nous qui ont essayé d'en venir à bout, ont assez advoué quelle difficulté ou plustôt impossibilité il y avoit ; usant de remèdes matériels à mâter, affoiblir et refroidir le corps : nous, au contraire, les voulons saines, vigoreuses en bon poinct bien nourries et chastes ensemble ; c'est à dire, et chauldes et froides ; car le mariage que nous disions avoir charge de les empêcher de brusler, leur apporte peu de rafreschissement, selon nos mœurs : si elles en prennent un à qui la vigueur de l'aage boult encores, il fera gloire de l'espandre ailleurs ;

> Sit tandem pudor ; aut eamus in jus :
>
> **Multis mentula millibus redempta,**
>
> **Non est hœc tua, Basse, vendidisti ;**

le philosophe Polemon feut justement appelé en justice par

sa femme, de ce qu'il alloit semant en un champ stérile le fruict deu au champ genital : Si c'est de ces aultres cassez, les voylà, en plein mariage, de pire condition que vierges et veufves. Nous les tenons pour bien fournies, par ce qu'elles ont un homme auprez d'elles ; comme les Romains teindrent pour violée Clodia Laeta, Vestale, que Caligula, avoit approchée, encores qu'il feust avéré qu'il ne l'avoit qu'approchée : mais au rebours, on recharge par là leur nécessité, d'autant que l'attouchement et la compaignie de quelque masle que ce soit esveille leur chaleur, qui demeureroit plus quiete en la solitude ; et à cette fin, comme il est vraysemblable, de rendre par cette circonstance et considération leur chasteté plus méritoire, Boleslaus et Knige sa femme, roys de Poloigne, la vouerent d'un commun accord, couchez ensembles le jour même de leurs nopces, et la mainteindrent à la barbe des commoditez maritales. (LIVRE III, CHAP. V).

Corps humain. — « Est subject à de continuelles mutations. (LIVRE II, CHAP. XII).

Crottes de rats pulvérisées, bonnes pour la colique. (Livre II, Chap. XXXVII).

Cuisine. — Montaigne la considère comme une science. Brillat-Savarin ne pensait pas autrement ; aussi l'auteur des Essais soutient-il qu'un cuisinier vaut mieux qu'un rhétoricien. (Livre I, Chap. LI et II. Chap. XXXVII.)

D.

Défaillance amoureuse. — « Elle surprend les amoureux si hors de saison et cette glace les saisit par la force d'une ardeur extrême, au giron mesme de la jouissance. » (Livre I, Chap. II). — Je suis encores en ce doubte, que ces plaisantes liaisons, (nouements d'aiguillettes) de quoy nostre monde se veoid si entravé, qu'il ne se parle d'aultre chose, ce sont volontiers des impressions de l'apprehension et de la crainte : car, je sçais par expérience, que tel, de qui je puis respondre comme de moy mesme, en qui il ne pouvoit cheoir de souspeçon, aulcun de foiblesse et aussi peu d'enchantement, ayant ouï faire le conte à un sien compaignon d'une défaillance extraordinaire, en quoy il estoit tumbé, sur le poinct qu'il en avoit le moins de besoing, se trouvant en pareille occasion, l'horreur de ce conte, luy veint à coup si rudement frapper l'imagination, qu'il encourut une fortune pareille ; et de là en hors feut subject à y rechcoir, ce vilain souvenir de son inconvénient le gourmandant et tyrannisant. Il trouva quelque remède à cette resverie par une aultre resverie ; c'est que, advouant luy mesme et preschant avant la main, cette sienne subjection, la contention de son ame se soulageoit sur ce que, apportant ce mal comme attendu, son obligation en amoindrissoit et lui en poisoit moins. Quand il a eu loy, à son chois (sa pensée desbrouillée et desbandée, son corps se trouvant en son deu), de le faire lors premierement tenter, saisir, et surprendre à la cognoissance d'aultruy, il s'est guari tout net. A qui on a esté une fois capable on n'est plus incapable, sinon par juste foiblesse. Ce malheur n'est à craindre qu'aux entreprinses où nostre ame se treuve oultre mesure tendue de désir et de respect, et notamment où les commoditez se rencontrent improuvens et pressantes : on n'a pas moyen de se r'avoir de ce trouble. (LIVRE I, CHAP. XX) — « Le foiblesse qui nous vient de froideur et desgouttement aux exercices de Vénus, elle nous vient aussi d'un appétit trop véhément, et d'une chaleur desréglée. (LIVRE I, CHAP. LIV).

« Il y a environ sept ou huit ans, qu'à deux lieues d'icy, un homme de village qui est encores vivant, ayant la teste de longtemps rompu par la jalousie de sa femme, revenant un jour de sa besougne, et elle le bienveignant de ses criailleries accoutumées, entra en telle furie, que sur le champ, à coup de serpe qu'il tenoit encore en ses mains, s'estant moissonné tout net les pièces qui la mettoient en fiebvre, les luy jecta au nez. Et il se dit qu'un jeune gentilhomme des nostres, amoureux et gaillard, ayant par sa persévérance amolli enfin le cœur d'une belle maistresse, désespéré de ce que sur le point de la charge, il s'estoit trouvé mal luy mesme et desfailly, et que

Nou viriliter

Iners senile penis extulerat caput

il s'en priva soubdain revenu au logis, et l'envoya cruelle et sanglante victime, pour la punytion de son offense. Si c'eust este par discours et religion, comme les prêbtres de Cybèle, que ne dirions nous d'une si haultaine entreprinse ? (Livre II, Chap. XXIX).

« Jeanne, royne de Naples, feit estrangler Andreosse, son premier mary, aux grilles de sa fenestre avecque un laqs d'or et de soye, tissu de sa main propre : sur ce qu'aux corvées matrimoniales, elle ne luy trouvoit ny les parties, ny les efforts assez respondants à l'espérance qu'elle en avoit conçeue à veoir sa taille, sa beauté, sa jeunesse et disposition, par où elle avoit esté prinse et abusée. (Livre III, Chap. V).

Dérèglement de Ventre. — « J'ay veu beaucoup de gents de guerre incommodez du desreglement de leur ventre : tandis que le mien et moy ne nous faillons jamais au poinct de nostre assignation, qui est au sault du lict, si quelque violente occupation ou maladie ne nous trouble. (Livre III Chau. XIII).

Diagnostics erronés. — « Dernièrement à Paris, un gentilhomme feut taillé par l'ordonnance des médecins auquel on ne trouva de pierre non plus à la vessie qu'à la main : et de mesme, un evesque qui m'estoit fort amy, avoit esté instamment sollicité par la pluspart des médecins qu'il appelloit à son conseil de se faire tailler : j'aidois moy-mesme seur la foy d'aultruy, à le lui suader : quand il feut trespassé et qu'il feut ouvert, ontrouva qu'il n'avoit mal qu'aux reins. (Livre II, Chap. XXXVII).

Difformité. — Diffère de la laideur, par ce que ne nous appelons laideur, aussi une mésadvenance au premier regard, qui loge principalement au visage et nous desgoute par bien légières causes, par le teint, une tâche, une rude contenance, en des membres pourtant bien ordonnez et entiers. La laideur qui revestoit une asme très belle, en La Béotie, estoit de ce prédicament : cette laideur superficielle, qui est toutefois la plus impérieuse, est de moindre préjudice à l'estat de l'esprit et a peu de certitude en lopinion des hommes. L'aultre qui d'un plus propre nom s'appelle difformité, plus substancielle, porte plus volontiers coup jusques au dedans : non pas tout soulier de cuir bien lissé, mais tout soulier bien formé montre l'intérieur forme du pied. » (Livre III, Chap. XII).

Douches. — « Les Italiens ont ''leurs doccie'' (douches) qui sont certaines gouttières de cette eau chaulde qu'ils conduisent par des cannes, et vont baignant une heure le matin et autant l'aprèz-disnée, par l'espace d'un mois, sur la teste ou l'estomach ou aultre partie du corps à laquelle ils ont affaire. (Livre II, Chap. XXVII).

E

Eaux médicinales. — Voici un passage que l'on croit écrit aujourd'hui, tellement Montaigne a su peindre avec justesse la vie des eaux minérales de son époque que nous voyons, absolument identique à celle de notre temps : » J'ay veu, par occasion de mes voyages, quasi touts les bains fameux de chréstienté : et depuis quelques années, ay commencé à m'en servir : car, en général, j'estime le baigner salubre, et crois que nous encourons nos légères incommoditéz en nostre santé, pour avoir perdu cette coustume, qui estoit généralement observée au temps passé quasi en toutes les nations, et est encores en plusieurs, de se laver le corps touts les jours : et ne puis pas imaginer que nous ne vaillions beaucoup mieux de tenir ainsi nos membres encroustez, et nos pores estoupez de crasse : et quant à leur boisson, la fortune a faict premièrement qu'elle ne soit aulcunement ennemie de mon goust : secondement, elle est naturelle et simple, qui au moins n'est pas dangereuse si elle est vaine, de quoy je prends pour répondant cette infinité de peuples de toute sortes et complexion qui s'y assemble : et encores que je n'y aye apperçeu aucun effet extraordinaire et miraculeux, ains que m'en informant un peu plus curieusement qu'il ne se faict, j'aye trouvé mal fondez et fauls touts les bruits de telles opérations qui se sèment en ces lieux là, et qui s'y noient (comme le monde va se payant ayséément de ce qu'il désire), toutesfois aussi n'ay je veu guères de personnes que ces eaux ayent empiré, et ne leur peult on sans malice refuser celà, qu'elles n'ésveillent l'appétit, facilitent la digestion, et nous prestent quelque nouvelle alaigresse, si on n'y va pas trop abattu de forces : ce que je desconseille de faire : elles ne sont pas pour relever une poisante ruyne : elles peuvent appuyer une inclination legière ou prouveoir à la menace de quelque alteration. Qui n'y apporte assez d'alaigresse pour pouvoir jouir le plaisir des compaignies qui s'y treuvent, et des promenades et exercices à quoy nous convie la beauté des lieux où sont communément assises ces

eaux, il perd sans doubte la meilleure pièce et plus asseu-
rée de leur effect. A cette cause, j'ay choisi jusques
à cette heure à m'arrester et à me servir de celles où il y
avoit plus d'amœnité de lieu, commodité de logis, de vivres
et de compaignies, comme sont, en France, les bains de
Banières : en la frontière d'Allemaigne, et de Lorraine, ceulx
de Plombières : en Souysse, ceulx de Bade : en la Toscane
ceux de Lucques, et spécialement *ceulx della Villa*, desquels
j'ai usé plus souvent et à diverses saisons. » (Livre I,
Chap. XXXVII).

Quelle belle page à méditer pour ceux qui *font des
saisons* !

Empoisonnement. — Ladislas « bon capitaine, courageux
et ambitieux, il se proposoit pour fin principale de son
ambition, l'exécution de sa volupté et jouissance de quelque
rare beauté. Sa mort feust de mesme : ayant rengé, par un
siège bien poursuivy, la ville de Florence, si à destroict, que
les habitants estoient aprez à composer de sa victoire : il la
leur quitta, pourveu qu'ils luy livrassent une fille de leur ville,
de quoy il avoit ouï parler, de beauté excellente, force feut

de la luy accorder, et garantir la publicque ruyne par une injure privée. Elle estoit fille d'un médecin fameux de son temps, lequel, se trouvant engagé en si vilaine nécessité, se résolut à une haulte entreprinse. Comme chascun paroit sa fille et l'attournoit d'ornements et joyaux, qui la peussent rendre agréable à ce nouvel amant, luy aussi luy donna un mouchoir exquis en senteur et en ouvrage, duquel elle eust à se servir en leurs premières approches : meuble qu'elles n'y oublient guères en ces quartiers là. Ce mouchoir, empoisonné selon la capacité de son art, venant à se frotter à ces chairs esmues et pores ouverts, inspira son venin si promtement, qu'ayant soubdain changé leur sueur chaulde en froide, ils expirèrent entre les bras l'un de l'autre. » Livre (II, Chap. XXXIII.)

Ecrouelles. — Un des bons côtés du scepticisme de Montaigne est de voir juste parfois. C'est ainsi qu'il a eu l'audace, car c'en était une, de déclarer que les écrouelles étaient guéries par la *seule imagination* (Livre I, Chap. XX). Aujourd'hui nous dirions par la *suggestion*, ce qui est la même chose. (Sur la guérison des écrouelles par les rois de

France, voyez A. FRANKLIN. — *La vie privée d'autrefois.*
Les médecins, 3° partie, p. 254, etc.).

Education physique. — Nous retrouvons ici les saines
idées de Montaigne sur l'éducation en général. Bien
entendu, homme d'esprit et de raison, il a su un des premiers apprécier à sa juste valeur l'exercice chez l'enfant
soumis à un sévère régime d'études ! « J'ay ouy tenir à
gents d'entendement que ces collèges où on les envoye (les
enfants) les abrutissent ainsin. Au nostre, un cabinet, un
jardin, la table et le lict, la solitude, la compaignie, le matin
et la vespre, toutes heures luy seront unes, toutes places luy
seront estude : car la philosophie, qui, comme formatrice
des jugements et des mœurs, sera sa principale leçon.....
Aussi, nostre leçon, se passant comme par rencontre, sans
obligation de temps et de lieu, et se meslant à toutes nos
actions, se coulera sans se faire sentir : les jeux mesmes et
les exercices seront une bonne partie de l'estude : la course,
la luicte, la musique, la danse, la chasse, le maniement des
chevaulx et des armes. Je veulx que la bienséance extérieure,
et l'entregent, et la disposition de la personne se façonne

quand et quand l'âme. Ce n'est pas une âme, ce n'est pas un corps, qu'on dresse : c'est un homme. » (Livre I, Chap. XXV).

Enfants. — Comment on doit les nourrir ? — « Qui oste à un enfant certaine particulière et obstinée affection au pain bis et au lard, et au l'ail, il luy oste la friandise... Ne prenez jamais et donnez encores moins à vos femmes, la charge de leur nourriture : laissez les former à la fortune, soubs des lois populaires et naturelles : laissez à la coustume, de les dresser à la frugalité et à l'austérité : qu'ils ayent plustot à descendre de l'aspreté, qu'à monter vers elle. » (Livre III, Chap. XIII.)

L'expérience a montré ce qu'il y a de faux dans cet argument. Rien ne vaudra jamais le lait maternel, parce qu'il est naturel : rien ne sert également d'habituer les enfants à la dure, si cela se pratiquait au xvie siècle, ce mode d'éducation ne doit plus être de saison au xixe !

Espèce humaine. — Ses variétés. « Il y a des espèces d'hommes, en certains endroicts, qui ont fort peu de ressemblance à la nostre, et y a des formes mastines et ambiguës entre l'humaine nature et la brutale (voilà je crois du transformisme !) : il y a des contrées où les hommes naissent sans teste, portant les yeulx et la bouche en la poitrine; où ils sont touts androgynes; où ils marchent de quatre pattes ; où ils n'ont qu'un œil au front, et la teste plus semblable à celle d'un chien qu'à la nostre ; où ils sont moitié poisson par en bas et vivent en l'eau : où les femmes accouchent à cinq ans, et n'en vivent que huict : où ils ont la teste si dure, et la peau du front, que le fer n'y peult mordre et rebouche contre : où les hommes sont sans barbe : des nations sans usage de feu : d'aultres qui rendent le sperme de couleur noire : quoy, ceulx qui naturellement se changent en loups, en juments, et puis encores en hommes !!! » (Livre II Chap. XII).

J'avoue qu'après ceci, Lamarck et Darwin restent bien en arrière !

Étude nuisible à l'esprit — « Je diroy volontiers que comme les plantes s'estouffent de trop d'humeur, et les lampes de trop d'huile : ainsi faict l'action de l'esprit, par trop d'estude et de matière : (Livre I, Chap. XXIV). N'ou-

blions pas non plus que c'est bien, Montagne, qui a écrit :
« Je ne veulx pas qu'on emprisonne ce garson ; je ne veulx
pas qu'on l'abandonne à la cholère et humeur mélancholique
d'un furieux maistre d'éschole : je ne veulx pas corrompre
son esprit à le tenir à la gehenne et au travail à la mode des
aultres, quatorze ou quinze heures par jour, comme un por-
tefaix: ny ne t'ouverois bon, quand, par quelque complexion
solitaire et mélancholique, on le verroit adonné d'une appli-
cation trop indiscrète à l'étude des livres, qu'on le luy nourrist, cela les rend ineptes à la conversation civile, et les dé-
tourne de meilleures occupations. Et combien ay-je veu de
mon temps d'hommes abêtis par témémaire avidité de science?
(LIVRE I, CHAP. XXV)

Évanouissement. — Ressemble à la mort. (LIVRE II,
CHAP. VI).

Exercices du Corps. — Voyez Education physique.

F.

Femme. — Ne doit exhaler aucune odeur. « La doulceur
mesme des haleinçs plus pures n'a rien de plus parfaict que

d'estre sans aulcune odeur qui nous offense comme sont celles des enfants bien sains. Voylà pourquoi, dict Plante :

Mulier tum bene olet, ubi nihil olet.

« la plus exquise senteur d'une femme, c'est de ne sentir rien. » (Livre I, Chap. LV).

Enceinte sans le savoir. « Une femme de village, veufve, de chaste réputation, sentant des premiers ombrages de grossesse, disoit à ses voisines qu'elle penseroit estre enceinte, si elle avoit un mary : mais, du jour à la journée, croissant l'occasion de ce souspeçon, et enfin jusques à l'évidence, elle en veint là de faire déclarer au prosne de son église, que qui serait consent de ce faict, en le advouant, elle promettait de le luy pardonner, et s'il le trouvoit bon, de l'espouser: un sien jeune valet de labourage, enhardy de cette proclamation, déclara l'avoir trouvée un jour de feste, ayant bien largement prins son vin, endormie si profondement prez de son foyer et si indécemment, qu'il s'en estoit peu servir sans l'esveiller : ils vivent encores mariez ensemble. » (Livre II, Chap. II).

Ceci n'est nullement exagéré. Une femme plongée dans

un sommeil alcoolique, anesthésique ou léthargique ou hypnotique peut parfaitement etre violée et meme devenir enceinte. Il n'en serait pas de meme dans le cas de simple sommeil.

Violée par des soldats. « Des violences qui se font à la conscience le plus éviter à mon advis, c'est celle qui se faict à la chasteté des femmes, d'autant qu'il y a quelque plaisir corporel naturellement meslé parmy.... Pelagia et Sophronia toutes deux canonisées, celle là se précipita dans la rivière avecques sa mère et ses sœurs, pour éviter la force de quelques soldats ; et celle cy se tua aussi pour éviter la force de Maxentius l'empereur. » (LIVRE II, CHAP. II).

Ne produisent pas toutes seules : « Nous voyons que les femmes produisent bien toutes seules des amas et pièces de chair informes, mais pour faire une génération bonne et nouvelle, il les fault embesongner d'une autre semence. (LIVRE I, CHAP. VII).

Fantaisies des femmes enceintes. « Nous veoyons par expérience, les femmes envoyer aux corps des enfants qu'elles portent au ventre, les marques de leur fantaisies : tesmoing celle qui engendra le more : et il feut présenté à Charles, roy de Boheme et empereur, une fille d'auprez de Pise, toute velue et hérissée, que sa mère disoit avoir esté ainsi conceue à cause d'une image de Saint Jean-Baptiste pendue en son lict. » (Livre I, Chap. XX). On sait que de tels préjugés tendent à disparoitre de jour en jour.

Femmes Perses. « Les roys de Perse appelloient leurs femmes à la compaignie de leurs festins : mais quand le vin venoit à les eschauffer en bon escient, et qu'il falloit tout à faict lascher la bride à la volupté, ils les renvoyoient en leur privé, pour ne les faire participantes de leurs appétits immodérez : et faisoient venir en leur lieu des femmes auxquelles ils n'eussent poinct cette obligation de respect. » (Livre I, Chap. XXIX).

Femmes Suisses. « Je laisse à part les femmes Lacédémoniennes. Aux Souisses, parmy nos gents de pied, quel changement y trouvez-vous ? sinon que trottant après leurs marys, vous leur veoyez aujourd'huy porter au col l'enfant qu'elles avoient hier au ventre : et ces femmes égytiennes, contrefaictes, ramassées d'entre nous, vont elles-mesmes laver les leurs qui viennent de naistre, et prennent leurs bains en la plus prochaine rivière. » (Livre I, Chap. XI).

— Doivent imiter les animaux dans l'acte de la génération. (Livre II, Chap. XII.)

— Sont laides toutes nues. (Livre II, Chap. XII.)

— Préfèrent quelquefois les muletiers. (Livre II, Chap. XII).

— N'ont point de semence (sperme) « et ce n'est qu'une sueur qu'elles eslancent par la chaleur du plaisir et du mouvement, et qui ne sert de rien à la génération. » (Livre II, Chap. XII.) On sait aujourd'hui que ce sont les glandes vaginales et circum-vaginales, en particulier les glandes de Bartholin dont Montaigne veut parler.

— Femmes de différents pays. — « Quant à la beauté du corps (des femmes) il me fauldrait sçavoir si nous sommes d'accord de la description.... Non seulement en Basque, les femmes se treuvent plus belles la teste rase : mais aussy ailleurs, et qui plus est, en certaines contrées glaciales, comme dit Pline. Les Mexicanes comptent entre les beautez la petitesse du front : et où elles se font le poil par tout le reste du corps, elles le nourrissent au front, et peuplent par art : et ont en si grandes recommendations la grandeur des tettins, qu'elles affectent de pouvoir donner la mamelle à leurs enfants par dessus l'espaule : nous formerions ainsi la laideur. (Les femmes des tribus africaines sont de même). Les Hébreux la façonnent grosse et massifve, les Espagnols, vuidée et estrillée ; et entre nous l'un la faict blanche, l'aultre brune ; l'un molle et délicate, l'aultre forte et vigoreuse ; qui y demande de la mignardise et de la doulceur ; qui, de la fierté et maiesté. » (Livre II, Chap. XII.)

— « Il est bon d'avoir souvent affaire aux femmes, car cela ouvre les passages, et achemine le grave et le sable. » (Livre II, Chap. XXXVII.) Théorie néfaste, puisque les excès vénériens sont une des principales causes de la goutte, pour laquelle Montaigne les recommande.

— Femmes droguent le peuple. (Livre II, Chap. XXXVII.)

— Plus ardentes en amour que les jeunes. (Livre III, Chap. V).

— On doit leur rendre dix fois par jour le devoir conjugal. Livre III, Chap. V). — C'est folie de vouloir brider leurs amours. Livre III, Chap. V). — Sont belles jusqu'à l'asge

de trente ans. (Livre III, Chap. V). — Font plus de cas
en amour du corps que de l'esprit. (Livre II V). — Les plus
sédentaires sont les plus amoureuses. (Livre II, Chap. XI).
— Fientent comme tout le monde. (Livre III, Chap. XIII).

Fienter. — Je diray cecy de cette action, qu'il est besoing
de la renvoyer à de certaines heures prescriptes et nocturnes
et s'y forcer par coustume et assubjectir comme j'ay faict. »
Livre III, Chap. XIII).

Fièvre d'amour. — « Antiochus peint la fièvre, par la
beauté de Stratonice trop vivement empreinte en son âme.»
(Livre I, Chap. XX).

Fille velue. — (Voyez plus haut) — Fantaisie des femmes enceintes.

Folie. —· (Un cas de) « Il y a environ sept ou huict ans,
qu'à deux lieues d'icy, un homme de village, qui est encores
vivant, ayant la teste de longtemps rompue par la jalousie
de sa femme, revenant un jour de la besougne, et elle le bienveignant de ses criailleries accoustumées, entra en telle
furie, que sur le champ, à coup de serpe qu'il tenoit encores
entre ses mains, s'estant moissonné tout net les pièces qui

la mettoient en fiebvre, les luy jecta au nez. » (Livre II, Chap. XXIX.)

Françaises. — Se font épiler. (Livre I, Chap. XLIX).

G

Génération. — « La génération est la principale des actions naturelles : nous avons quelque disposition de membres qui nous est plus propre à celà : toutesfois, (les médecins) nous ordonnent de nous renger à l'assiette et dispositions brutales et rejectent comme nuisibles, ces mouvements indiscrets et insolents que les femmes y ont meslé de leur creu : les ramenant à l'exemple et image des bestes de leur sexe plus modeste et rassis. » (Livre II, Chap. XII).

H

Hallucination, hystérie. — « Les uns attribuent à la force de l'imagination les cicatrices du roy Dagobert et de Sainct François. On dict que les corps s'en enlèvent, telle fois, de leur place : et Celsus récite d'un prestre qui ravissoit son âme en telle extase, que le corps en demeuroit longue espace sans respiration et sans sentiment : Saint-Augustin en nomme un aultre à qui il ne falloit que faire ouir des cris lamentables et plainctifs : soubdain, il défailloit, et s'emportoit si vifvement hors de soy, qu'on avoit beau le tempester, et hurler, et le pincer et le griller jusqu'à ce qu'il feust ressuscité : lors, il disoit avoir oui des voix, mais comme venants de loing : et s'appercevoir de ses échauldures et meurtrisseures. Et que ce feust une obstination aportée contre son sentiment, celà le montroit qu'il n'avoit cependant ny pouls ny haleine. — (Voilà admirablement conté un cas d'hystérie religieuse). — « Il est vraysemblable que le principal crédit des visions, des enchantements et de tels effets extraordinaires, vienne de la puissance de l'imagination, agissant principalement contre les âmes du vulgaire, plus molles, on leur a si fort saisi la créance, qu'ils peuvent veoir ce qu'ils ne veoyent pas. (LIVRE I, CHAP. XX).

Hermaphrodite. — « Passant à Vichy-le-François, je peus veoir un homme que l'évesque de Soissons avoit nommé Germain en confirmation, lequel touts les habitants de là ont cogneu et veu fille jusques à l'aage de vingt-deux ans, nommé Marie. Il estoit à cette heure là fort barbu et vieil et point marié. Faisant, dit-il, quelque effort en saultant, ses membres virils se produisirent : il est encores en usage entre les filles de là une chanson, par laquelle elles s'entradvertissent de ne faire point de grandes enjambées, de peur de devenir garçons, comme Marie Germain. » (LIVRE Ier, CHAP. XX.) L'auteur attribue ce fait à la force de l'imagination. Naturellement rien n'est plus ridicule. Il s'agit là non pas d'un hermaphrodite dans le vrai sens du mot, mais d'un cryptorchide, dont la descente des testicules s'est opérée à 22 ans. N'importe l'observation est intéressante.

Homme. — Théories des anciens sur sa reproduction. « Archelaus, le physicien, duquel Socrates feut le disciple et le mignon, selon Aristoxenus, disoit, et les hommes et les animaulx avoir esté faicts d'un limon laicteux, exprimé par la chaleur de la terre ; Pythagoras dict nostre semence estre l'escume de nostre meilleur sang ; Platon, l'escoullement de la moelle de l'espine du dos : de ce qu'il argumente de ce que cet endroict se sent le premier de la lassité de la besongne ; Alcméon, partie de ia substance du cerveau : et qu'il soit ainsi, dit-il, les yeulx troublent à ceulx qui se travaillent oultre mesure à cet exercice ; Démocritus, une substance extraicte de toute la masse corporelle ; Epicurus, extraicte de l'âme et du corps ; Aristote, un excrément tiré de l'élément du sang, le dernier qui s'espand en nos membres; aultres, du sang cuict et digéré par la chaleur des génitoires, ce qu'ils jugent de ce qu'aux extrêmes efforts on rend des gouttes de pur sang : en quoy il semble qu'il y ait plus d'apparence, si on peult tirer quelque apparence d'une confusion si infinie. Or pour mener à effect cette semence, combien en font-ils d'opinions contraires ? (LIVRE II, CHAP. XII.)

— Sa salive tue les serpents (???) (LIVRE II, CHAP. XII.)

— A besoing de la résidence de ses excréments, jusques à certaine mesure, comme le vin a de sa lie pour sa conservation. (LIVRE II, CHAP. XXXVII.)

— Ressemble aux singes extérieurement « et pour le dedans et parties vitales, c'est le porceau. » (LIVRE II, CHAP. XII.)

— Est insensé de se mutiler par esprit de religion. (Livre II, Chap. XII.)

— Change suivant les climats. (Livre II, Chap. XII.)

Il y aurait trop à dire si l'on voulait commenter chacune des théories contenues dans ce paragraphe. Je ferai remarquer seulement la *similitude extérieure de l'homme et du singe*. Pour un homme qui n'avait jamais disséqué, la découverte était importante ! Qu'en pensent les antitransformistes ?

— *Est insensé de se mutiler par esprit de religion.* — Phrase écrite par un chrétien convaincu qui devait bien rire quand on lui parlait des mortifications de la chair chez les ascètes.

Vraiment la morale de Montaigne n'a guère porté ses fruits, et la bêtise de certaines gens n'a pas changé, ou du moins elle a dégénéré en folie.

I

Ivresse. — « Platon défend aux enfants de boire vin avant dix-huit ans et avant quarante de s'enyvrer : mais à ceulx qui ont passé les quarante, il pardonne de s'y plaire, et de mesler un peu largement en leurs convives l'influence de Dionysus, ce bon dieu qui redonne aux hommes la gayeté, et la jeunesse aux vieillards, qui adoucit et amollit les passions de l'âme, comme le fer s'amollit par le feu : et en ses lois, treuve telles assemblées à boire utiles, pourveu qu'il y aye un chef de bande à les contenir et régler, l'ivresse estant, dit-il, une bonne espreuve et certaine de la nature d'un chascun, et quand et quand, propre à donner aux personnes d'aage le courage de s'esbaudir en danses et en la musique : choses utiles, et qu'ils n'osent entreprendre en sens rassis : que le vin est capable de fournir à l'âme de la tempérance, au corps de la santé. » (Livre II, Chap. II.) De là à conclure que Montaigne était grand buveur, il y a loin je pense.

L

La Boetie. — Tué par les médecins. (Livre II, Chap. XXXVII.) S'il n'y avait que La Boetie qui ait été victime de l'ignorance des médecins des xvi⁰ et xvii⁰ siècles ce serait très beau !

Livres. — Dangereux pour la santé, car pendant la lec-
ture « le corps demeure cependant sans action, s'atténue et
s'attriste. » (LIVRE III, CHAP. IV.)

M

Mal de mer. — « Il me semble avoir veu en Plutarque
(qui est, de touts les auteurs que je cognoisse celuy qui a
mieulx meslé l'art à la nature, et le jugement à la science),
rendant la cause du soublèvement d'estomach qui advient à
ceulx qui voyagent en mer, que cela leur arrive de crainte,
aprez avoir trouvé quelque raison par laquelle il prouve que
la crainte peult produire un tel effect. » (LIVRE III, CHAP. VI.)

Mais je me hâte d'ajouter que la crainte n'est pas toujours
suffisante pour produire le mal de mer, la prédisposition en
est pour beaucoup.

Malades. — Il me faudrait citer tout le chapitre XXV du
livre II « De ne contrefaire le malade », je me contenterais
d'en extraire quelques passages. En résumé, Montaigne
apprend que quiconque fait le malade le devient sérieuse-
ment dans la suite. « Les mères ont raison de tanser leurs

enfants quant ils contrefont les borgnes, les boîteux et les bicles (louches) et tels aultres défaults de la personne : car outre ce que le corps, ainsi tendu, en peult recevoir un mauvais ply, je ne sçais comment il semble que la fortune se joue à nous prendre au mot : et j'ay ouï réciter plusieurs exemples de gents devenus malades, ayant témoigné de feindre l'estre. »

Maladies héréditaires. — Miracle inexplicable. « Nous n'avons que faire d'aller tirer des miracles et des difficultez estrangères : il me semble que parmy les choses que nous veoyons ordinairement, il y a des estrangetez si incompréhensibles, qu'elles imposent toute la difficulté des suivantes : quel monstre est-ce, que cette goutte de semence, de quoy nous sommes produicts, porte en soy les impressions, non de la forme corporelle seulement, mais des pensements et des inclinations de nos pères ? Cette goutte d'eau où loge-t-elle ce nombre infiny de formes ? et comme portent-elles ces ressemblances, d'un progrez si téméraire et si desréglé, que l'arrière-fils respondre à son bisayeul, le nepveu à l'oncle ? En la famille de Lepidus, à Rome, il y en a eu trois, non de suitte, mais par intervalles, qui marquèrent un mesme œil couvert de cartilage. A Thèbes, il y avoit une race qui portoit dès le ventre de la mère la forme d'un fer de lance : et qui ne la portoit, estoit illégitime. Aristote dict qu'en certaine nation où les femmes estoient communes, on assignoit les enfants à leurs pères, par la ressemblance. » Il y a dans ce passage une entrevue de l'atavisme et de l'hérédité digne d'être notée.

Maladies. — Comment doit-on les traiter ? « Je suis de l'advis de Crantor « qu'il ne fault ny obstinéément s'opposer aux maulx et à l'estourdie, ny leur succomber de mollesse, mais qu'il leur fault céder naturellement selon leur condition et la nostre... Laissons faire un peu à nature : elle entend mieulx ses affaires que nous. « Mais un tel en mourut. » Si ferez-vous ; sinon de ce mal là, d'un aultre : et combien n'ont pas laissé d'en mourir, ayant trois médecins à leur cul ? L'exemple est un mirouer vague, universel et à tout sens. Si c'est une médecine voluptueuse, acceptez-là : c'est toujours autant de bien présent. » (LIVRE III, CHAP. XII).

Mariage. — Ne doit pas avoir d'excès. « C'est une religieuse liaison et dévote que le mariage : voyla pourquoy le plaisir qu'on en tire ce doibt estre un plaisir retenu sérieux et meslé à quelque sévérité : ce doibt estre une volupté aulcunement prudente et consciencieuse. Et parce que sa principale fin c'est la génération, il y en a qui mettent en doubte si, lorsque nous sommes sans l'espérance de ce fruict, comme quand elles sont hors d'âge ou enceinctes, il est permis d'en rechercher l'embrassement : c'est un homicide à la mode de Platon. Certaines nations, et entres aultres la mahométane abominent la conjonction avec les femmes enceinctes ; plusieurs aussi avecques celles qui ont leurs flueurs. Zenobia ne recevoit son mary que pour une charge : et cela faict, elle le laissoit courir tout le temps de sa conception, luy donnant lors seulement loy de recommencer : brave et généreux exemple de mariage. » Mais quelle morale élastique ! (Livre I, Chap. XXIX).

— A quel âge faut-il se marier ? Montaigne indique la trentaine. (Liv. , Chap. VIII.) Dans notre siècle, on ne saurait trop recommander aux jeunes gens de se marier de bonne heure; ce serait un excellent moyen de repopulation, et surtout un arrêt dans la vie débauchée des hommes d'aujourd'hui.

On le conclut en vue de sa race (LIVRE II CHAP. XII.)

Médecine. — Est propre à effrayer. — « Lorsque les vrays maulx nous faillent, la science nous preste les siens : cette couleur et ce teinct vous présagent quelques défluxion catarrheuse : cette saison chaude vous menace d'une esmotion fiebvreuse : cette coupeure de la ligne vitale de vostre main gauche vous advertit de quelque notable et voisine indisposition : et enfin elle s'en adresse tout destroussement à la santé mesme : cette alaigresse et vigueur de jeunesse ne peult arrester en une assiette : il lui fauct desrober du sang et de la force, de peur qu'elle ne se tourne contre vous-mêmes. » (LIVRE II, CHAP. XII.)

— Tue les hommes. (LIVRE II, CHAP. XII).

Médecine (son histoire) « Avant la guerre peloponnésiaque, il n'estoit pas grands nouvelles de cette science. (1) Hippocrates la meit en crédit : tout ce e cettuy-cy avoit

---

(1) Elle était l'apanage exclusif des prêtres.

estably, Chrysippus le renversa : depuis, Erasistratus, petit-
fils d'Aristote, tout ce que Chrysippus en avoit escript ! (1)
après ceulx-cy surveindrent les empiriques qui prendrent
une voye toute diverse des anciens au maniement de cet
art : quand le crédit de ces derniers commencea à s'en-
vieillir, Herophilus meit en usage une aultre sorte de médecine, qu'Aclépiades veint à combattre et anéantir à son
tour : à leur rang, gaignèrent auctorité les opinions de
Themisson, et depuis de Musa : (2) et encores aprez, celle
de Vettius Valens, médecin fameux par l'intelligence qu'il
avoit avec Messalina : (3) l'empire de la médecine tomba du
temps de Néron à Thessalus, qui abolit et condamna tout
ce qui en avoit esté tenu jusques à luy : la doctrine de
cettuy-cy feut abbattue par Crinas, de Marseille, qui ap-
porta de nouveau de régler toutes les opérations médici-

---

(1) Il y a évidemment ici beaucoup d'exagération.

(2) Sur Musa — Voyez mon travail; Antonius Musa et l'hydrothérapie froide à Rome. — Paris, J. B. Baillière et fils.

(3) Sur Vettius Valens — Voyez M. Albert. Les médecins grecs
à Rome, p. 172.

nales aux éphémérides et mouvements des astres, manger, dormir et boire, à l'heure qu'il plaisoit à la lune et à Mercure (1) : son auctorité feut bientôst aprez supplantée par Charinus (2) médecin de cette mesme ville de Marseille : cettuy-ci combattoit non-seulement la médecine ancienne mais encores l'usage des bains chaulds publicques, et tant de siècles auparavant accoutumé : il faisoit baigner les hommes dans l'eau froide en hyver mesme, et plongeoit les malades dans l'eau naturelle des ruisseaux. Jusques au temps de Pline, aucun Romain n'avoit encores daigné exercer la médecine : elle se faisoit par des estrangiers et Grecs, comme elle se faict, entre nous François, par des Latineurs, car comme dict un très grand médecin, nous ne recevons pas aysément la médecine que nous entendons,

---

(1) Voilà une fine critique de la médecine astrologique pourtant si répandue au temps de Montaigne.

(2) Il s'agit plutôt de Charmis. Sur ce point — Voyez mon travail cité plus haut, p. 31, et Sénèque, lettres 53 et 83. Le texte de Montaigne est d'ailleurs la traduction d'un passage de Sénèque sur Charmis « *damnatis non solum prioribus medicis verum et balneis : frigidaque etiam hibernis algoribus lavar persuasit.* »

non plus que la drogue que nous cueillons. Si les nations desquelles nous retirons le gayac, la salsepareille et le bois d'esquine, ont des médecins, combien pensons-nous, par cette mesme recommandation de l'estrangeté, la rareté et la cherté, qu'ils facent feste de nos choulx et de nostre persil ? car qui oserait mespriser les choses recherchées de si loing, au hazard d'une si longue pérégrination et si pé-rilleuse ! Depuis ces anciennes mutations de la médecine, il y en a eu infinies aultres jusques à nous : et le plus souvent mutations entières et universelles, comme sont celles que produisent, de nostre temps, Paracelse, Fioravanti et Ar-gentorius, car ils ne changent pas seulement une recepte, mais à ce qu'on me dict, toute la contexture et police du corps de la médecine, accusants d'ignorance et de piperie ceulx qui en ont faict profession jusques à eulx. Je vous laisse à penser où en est le pauvre patient. » (Livre II, Chap. XXXVII).

Médecine. — Est une affaire d'expérience. « Ainsi Platon avoit raison de dire que pour estre vray médecin, il serait nécessaire que celuy qui l'entreprendroit eut passé

par toutes les maladiesqu'il veultguérir, et par touts les accidents et circonstances de quoy il doibt juger. C'est raison
qu'ils prennent la vérole, s'ils le veulent sçavoir panser.
Vrayment je m'en fierois à celuy-là : car les aultres nous
guident comme celuy qui peint les mers, les escueils et les
ports, estants assis sur sa table et y faict promener le mo-
dèle d'un navire en toute seureté : Jectez-le à l'affût, il ne
sçait par où s'y prendre. » (LIVRE III, CHAP. XIII.).

— Change beaucoup et souvent — « L'art de médecine
n'est pas si résolue que nous soyons sans auctorité, quoy
que nous facions : elle change selon les climats, et selon
les lunes : selon Fernel et selon l'Esule. Si votre médecin
ne treuve bon que vous dormez, que vous usez de vin, ou de
telle viande, ne vous chaille : (1) je vous en trouveray un aultre qui ne sera pas de son advis : la diversité des argu-
ments et opinions médecinales embrasse toute sorte de
formes. Je veis un misérable malade crever et se pasmer
d'altération, pour se guarir : et être mocqué depuis par un

____

(1) Peu vous importe.

aultre médecin, condamnant ce conseil comme nuisible : Avoit-il pas bien employé sa peine ? Il est mort freschement de la pierre, un homme de ce mestier, qui s'estoit servy d'extrême abstinence à combattre son mal : ses compaignons disent, qu'au rebours ce jeusne l'avoit asseiché et luy avoit mict le sable dans les roignons. » (Livre III, Chap. XIII.).

Médecins. — Agissent sur l'imagination pour guérir — Leurs expériences sur les condamnés sont blâmables. (Livre II, Chap. XXIII.).

— En somme, ils savent peu de choses (Livre II, Chap. XXXVII.), de plus, « les médecins ne se contentent point d'avoir la maladie en gouvernement, ils rendent la santé malade pour garder qu'on **ne** puisse en aulcune saison eschapper leur auctorité : d'une santé constante et entière, n'en tirent-ils pas l'argument d'une grande maladie future ? (Livre II, Chap. XXXVII). Enfin ils ne doivent pas être laids car jamais médecin laid et rechigné n'y feit œuvre. Livre III, Chap. IV.

Membres générateurs. — « Si la veue n'est le plus nécessaire de nos sens, il est au moins le plus plaisant : mais les plus plaisants et utiles de nos membres semblent estre ceulx qui servent à nous engendrer. » (LIVRE I, CHAP. XI).

Monstruosité humaine. — CHAP. XXX, LIVRE II. — D'un enfant monstrueux. — « Ce conte s'en ira tout simple car je laisse aux médecins d'en discourir. Je veis avanthier un enfant que deux hommes et une nourrice, qui se disoient estre le père, l'oncle et la tante, conduisoient pour tirer quelque soul de le montrer à cause de son estrangeté. Il étoit, en tout le reste, d'une forme commune, et se soubstenoit sur ses pieds, marchoit et gazouilloit environ comme les aultres de même aage : il n'avoit encores voulu prendre aultre nourriture que du tettin de sa nourrice : et ce qu'on essaya en ma présence de luy mettre en la bouche il le maschoit un peu, et le rendoit sans avaller : ses cris sembloient bien avoir quelque chose de particulier : il estoit âgé de quatorze mois justement. Au dessoubs de ses tettins, il estoit prins et collé à un aultre enfant sans teste et qui avoit le conduict du dos estoupé : le reste entier : ca il avoit bien l'un bras plus court mais il luy avoit esté rompu par accident à leur naissance : ils estoient joincts face à face et comme si un plus petit enfant en vouloit accoler un plus grandelet. La joincture et l'espace par où ils se tenoient, n'estoit que de quatre doigts ou environ en manière que si vous retroussiez cet enfant imparfaict vous voyiez au dessoubs le nombril de l'autre : ainsi la cousture se faisoit entre les tettins et son nombril. Le nombril de l'un parfaict ne se pouvoit veoir, mais on vy bien tout le reste de son ventre. Voilà comme ce qui n'estoit pas attaché, comme bras, fessier, cuisses et jambes de cet imparfaict démourèrent pendants et branslants sur l'aultre et luy pouvoit aller sa longueur jusques à my jambe. La nourrice nous adjoustoit qu'il urinoit par touts les deux endroicts : aussi estoient les membres de cet aultre nourris et vivants, et en mesme poinct que les siens, sauf qu'ils estoient plus petits et menus. » (1)

« Je viens de veoir un prestre en Medoc, de trente ans ou

---

(1) Il s'agit fort probablement ici d'un monstre double, monomphalien.

environ, qui n'a aulcune montre des parties génitales, il a trois trous par où il rend son eau incessamment : il est barbu et désire, et recherche l'attouchement des femmes ! »
— C'était peut-être un fistuleux, d'après cette description trop succinte.

N.

Nature. — Se défend seule contre la maladie. Livre I, Chap. XIX. — Nous dirions encore aujourd'hui : *Nature Médicatrix*.

O

Opinions scientifiques. — « Quand il se présente à nous quelque doctrine nouvelle, nous avons grande occasion de nous en desfier et de considérer qu'avant qu'elle feust produite, sa contraire estoit en vogue : et comme elle a esté renversée par cette-cy, il pourra naistre à l'advenir une tierce invention qui choquera de mesme la seconde. » Livre II, Chap. XII.

P

Paracelse. — « On dict qu'un nouveau venu qu'on nomme Paracelse, change et renverse tout l'ordre des règles anciennes et maintient que jusques à cette heure elle n'a servy qu'à faire mourir les hommes. Je crois qu'il vérifiera aysément cela : mais de mettre une vie à la preuve de sa nouvelle expérience, je trouve que ce ne seroit pas grand'sagesse. » La suite des événements n'a fait qui montrer « la grand sagesse » de Montaigne à cet égard. (1)

Parties sexuelles. — « Les dieux, dict Platon, nous ont fourni d'un membre inobédient et tyrannique, que comme un animal furieux, entreprend, par la violence de son appétit de soubmettre tout à soy de mesme aux femmes le leur, comme un animal glouton et avide, auquel si on refuse aliments en sa saison, il forcène impatient de délay : et soufflant sa rage en leur corps, empesche les conduicts,

---

1) On raconte de Paracelse qu'à la première leçon qu'il fit à Bâle, il brûla publiquement Avicenne et Galien et s'adressant aux autres médecins, leur dit : « Sachez que mon bonnet est plus savant que vous tous, et que ma barbe a plus d'expérience que vos académies.» Il mourut à 48 ans, bien qu'il eut découvert un élixir de longue vie.

arreste la respiration, causant mille sortes de maulx : jusques à ce qu'ayant humé le fruict de la soif commune, il en ayt largement arrousé et ensemencé le fond de leur matrice. » (Livre III, Chap. V.) Lutu, moraliste, ne trouve rien de plus pratique comme remède, que d'habituer hommes et femmes à se voir nus ! Je crains que ce système ne soit pas encore adopté demain !

Peste. — Se gagne par la peur. — (Livre I, Chap. XX.).

Dans la famille de Montaigne. » Et dehors et dedans ma maison, je feus accueilly d'une peste, véhemente au prix de toute aultre : car, comme les corps sains sont subjects à plus griefves maladies, d'autant qu'ils ne peuvent estre forcez que par celles-là : aussi mon air très salubre où d'aulcune mémoire, la contagion, bien que voysine, n'avoit sceu prendre pied, venant à s'empoisonner, produisît des effects estranges. J'eus à souffrir cette plaisante condition, que la veue de ma maison m'estoit effroyable ; tout ce qui y estoit, estoit sans garde, et à l'abandon de ce qui en avoit envie. Moy qui suis si hospitalier, feus en très pénible queste de retraicte pour ma famille ; une famille esgarée, faisant peur à ses amis et à soy-mesme, et horreur, où qu'elle cherchâst a se placer; ayant à changer de demeure, soubdain qu'un de la troupe commençeoit à se douloir du bout du doigt; toutes maladies sont alors prinses pour peste; on ne se donne pas le loysir de les recognoistre. » (Livre III, Chap. XII.).

Pets. — Sont involontaires, bien que « Sainct-Augustin allègue avoir veu quelqu'un qui commandoit à son derrière autant de pets qu'il en vouloit, et que **Vives**, son glossateur, enchérit d'un aultre exemple de son temps, de pets organisez, suyvants le ton des voix qu'on leur prononçeoit. » (Livre I, Chap. XX.).

Peur. — On en meurt. (Livre I, Chap. XX.).

Poisson. — Vaut mieux que la viande, *comme goût*, au moins pour Montaigne. Nul ne conteste aujourd'hui son infériorité comme aliment reconfortant. (Livre I, Chap XLIX.)

Purpura. — « Ceux qui ont cette maladie, que les médecins nomment hyposphegma, qui est une suffusion de sang sous la peau, voyent toutes choses rouges et sanglantes. » (Livre II, Chap. XII.).

R

Rebouteurs. — « Il n'est pas une simple femmelette de qui nous n'employons les barbotages et les brevets; et selon mon humeur, si j'avois à en accepter quelqu'une, j'accepterois plus volontiers cette médecine qu'aulcune aultre : d'autant qu'au moins il n'y a nul dommage à craindre. » LIVRE II, CHAP. XXXVII).

Régime hygiénique. — Les médecins ne peuvent s'entendre sur celui qu'il faut suivre. (LIVRE II, CHAP. XXXVII.)

Remèdes. — Ils se valent tous « Et à dire vray, de toute cette diversité et confusion d'ordonnances, quelle aultre fin et effect aprez tout y a t-il, que de vuider le ventre? ce que mille domestiques peuvent faire. » (LIVRE II, CHAP. XXXVII.).

Il est difficile qu'ils puissent agir comme le prétendent les médecins. « Les promesses mesmes de la médecine sont incroyables ; car ayant à prouveoir à divers accidents et contraires qui nous pressent souvent ensemble, et qui ont une relation quasi nécessaire, comme la chaleur du foye et froideur de l'estomach, ils nous vont persuadant que de leurs ingredients, cettuy-cy eschauffera l'estomach, cet aultre rafreschira le foye ; l'un a sa charge d'aller droict aux reins, voire jusques à la vessie, sans estaler ailleurs ses opérations, et conservant ses forces et sa vertu, en ce long chemin et plein de destourbiers, jusques au lieu au service duquel il est destiné par sa propriété occulte; l'autre asseichera le cerveau : celui-là humectera le poulmon De tout cet amas, ayant faict une mixtion de bruvage n'est-ce pas quelque espèce de resverie desperer que ces vertus s'aillent divisant et tirant de cette confusion et meslange, pour courir à charges si diverses? Je craindrois infiniement qu'elles perdissent ou eschangeassent leurs étiquettes, et troublassent leurs quartiers. Et qui pourroit imaginer qu'en cette confusion liquide, ces facultez ne se corrompent, confondent et altèrent l'une l'aultre? Quoy que l'exécution de cette ordonnance despend d'un aultre officier à la foy et mercy duquel nous abandonnons, encores un coup, nostre vie ? (LIVRE II, CHAP. XXXVII.).

S

Salive de l'homme. — Tue les serpents (!!!) Livre II Chap. XII.

Sang de bouc. — Employé pour la goutte. « Oyant faire cas du sang de bouc à plusieurs, comme d'une manne céleste envoyée en ces derniers siècles pour la tutelle et conservation de la vie humaine, et en oyant parler à des gents d'entendement comme d'une drogue admirable et d'une opération infaillible; moy qui ay toujours pensé estre en bute à touts les accidents qui peuvent toucher tout aultre homme, prins plaisir, en pleine santé à me prouveoir de ce miracle, et commanday chez moy, qu'on me nourrist un bouc selon la recepte : car il fault que ce soit aux mois les plus chaleureux de l'esté qu'on le retire et qu'on ne luy donne à manger que des herbes apéritifves, et à boire que du vin blanc. Je me rendis de fortune chez moy le jour qu'il debvoit estre tué : on me veint dire que mon cuisinier trouvoit dans la panse deux ou trois grosses boules qui se chocquoient l'une l'aultre parmy sa mangeaille. (1) Je feus

---

(1) Il s'agit d'égagropiles, boules formées par les poils ingurgités du vivant de l'animal.

curieux de faire apporter toute cette tripaille en ma présence et feis ouvrir cette grosse et large peau. Il en sortit trois gros corps, légers comme des esponges, de façon qu'il semble qu'ils soyent creux, durs au demourant par le dessus et fermes, bigarrez de plusieurs coulours mortes : l'un parfaict en rondeur, à la mesure d'une courte boule, les aultres deux, un peu moindres auxquels l'arrondissement est imparfaict et semble qu'il s'y acheminast. J'ay trouvé, m'en estant faict enquérir à ceulx qui ont accoustumé d'ouvrir de ces animaulx, que c'est un accident rare et inusité. Il est vraysemblable que ce sont des pierres cousines des nostres, et s'il est ainsi, c'est une espérance bien vaine aux graveleux de tirer leur guérison du sang d'une beste qui s'en alloit elle-mesme mourir d'un pareil mal (LIVRE II, CHAP. XXXVII). Montaigne se trompe évidemment, les egagropiles ne sont point de nature pathologique et par la même n'ont aucune influence sur la chair de l'animal de boucherie.

Santé. — « Le plus beau et le plus riche présent que nature nous sache faire. « LIVRE (II, CHAP. XII). « Toute voye qui nous meneroit à la santé ne se peult dire pour moy, ny aspre ny chère. » (Livre II, Chap. XXXVII).« Je receois la santé les bras ouverts, libre, pleine et entière et aiguise mon appétit à le jouir, d'autant plus qu'elle m'est à présent moins ordinaire et plus rare; tant s'en fauct que je trouble son repos et sa doulceur par l'amertume d'une nouvelle et contraincte forme de vivre. » (Livre II, Chap. XII.). Les médecins « disent que la perfection de santé trop alaigre et vigoreuse, il nous le fault essimer (amoindrir) et rabattre par art, de peur que nostre nature, ne se pouvant rasseoir en nulle certaine place, et n'ayant plus où monter pour s'améliorer, ne se recule en arrière en désordre et trop à coup : ils ordonnent pour cela aux athlètes les purgations et les saignées pour leur soustraire cette surabondance de santé. » (Livre II, Chap. XXIII). C'est encore dit Montaigne « un plaisir solide, charnu et moelleux. » (Livre II, Chap. XXXVII). La santé agit encore sur les manifestations de l'esprit. (Livre III, Chap. V. La maladie se sent, la santé peu ou poinct. (Livre III, Chap. X).

Sylvius. — » J'ay ouy dire à Sylvius, *excellent médecin* de Paris, que pour garder que les forces de notre estomach ne s'apparessent, il est bon, une fois le mois, de les esveiller par cet excès et de les picquer, pour les garder de s'engourdir. » Liv. ii, Chap. ii.

T

Tempérament. — Peut se corriger « et corrige l'on sa complexion, comme fait César le haut mal, à force de le mespriser et corrompre. »(Livre III, Chap. XIII).

Torpille. — « La torpille a cette condition, non-seulement d'endormir les membres qui la touchent, mais au travers des filets et de la seine, elle transmet une pesanteur endormie aux mains de ceulx qui la remuent et la manient, voire, dict-on davantage, que si on verse de l'eau dessus, on sent cette pression qui gaigne contremont jusques à la main, et endort l'attouchement au travers de l'eau. » (Livre II, Chap. XII.) (1).

---

(1) Voilà bien une légende du XVI⁰ siècle. Montaigne avec son bon sens habituel aurait dû en voir toute la fausseté.

V

Vents. — « Nous produisons trois sortes de vents ; celuy qui sort par embas est trop sale : celuy qui sort par la bouche porte quelque reproche de gourmandise : le troisième est l'éternuement; et parce qu'il vient de la teste, et est sans blasme. Nous lui faisons cet honneste recueil. » (Livre III, Chap. XI.)

PRINCIPAUX TRAVAUX DU MÊME AUTEUR

———

Quelques mots sur l'antagonisme de Lecat et de J.-J. Rousseau. — La Normandie. — 1er Février 1894.

— Un poète normand au xiiie siècle (Raoul de Ferrières). — La Normandie, 1er Mai 1894.

— Etude sur les logements des ouvriers de Rouen et des grandes villes industrielles. — Ouvrage couronné par la Société libre d'Emulation du Commerce et de l'Industrie de la Seine-Inférieure. — Bull. de la Société et tirage à part. — Rouen, Esp. Cagniard, 1894.

— Contribution à l'étude bactériologique du lait. — L'Ami des Sciences naturelles, 1894.

— Du pronostic des diphtéries toxiques. — Rouen, Benderitter, 1894.

— Note sur des ossements humains et des bracelets et outils de l'époque néolithique trouvés à Notre-Dame-de-la-Garenne et aux environs de Gaillon (Eure) par MM. J. Gallois et Spalikowski. (Extr. du Bull. de la Soc. des Am. des Sc. natur. de Rouen. — Année 1894, 2e semestre, tir. à part, Rouen, Julien Lecerf.

— Etude sur Gilles de Corbeil, médecin de Philippe-Auguste. — Rouen, 1895.

— Le médecin Tronchin et sa correspondance avec Voltaire. — Rouen, Benderitter, 1895.

— Un médecin littérateur au xvie siècle, Florent Chrestien. — Paris, J.-B. Baillière et fils, 1896.

— Rêves. — Rouen, 1896.

— Considérations sur les Races mérovingiennes des environs de Rouen. — Compte rendu des Assises scientifiques, littéraires et artistiques de Caumont. — Rouen, P. Leprêtre, 1896.

— Antonius Musa et l'hydrothérapie froide à Rome. — Paris, J.-B. Baillière et fils, 1896.

— Mélanges d'anthropologie et d'histoire naturelle. — Paris, lib. J.-B. Baillière et fils, 1897.

— Silhouettes rouennaises. — Rouen, J. Lecerf, 1897.

— Etudes d'anthropologie normande — 1er et 2° fascicules. — Paris, lib. J.-B. Baillière et fils, 1896, 1897.

— Les dents des Normands dans la Préhistoire et à l'époque contemporaine. — l'Anthropologie. — Tir. à part, Masson, éditeur, Paris, 1897.

— Travaux scientifiques (1897). — Louviers, Isambert, 1897.

— Documents pour servir à l'histoire de la médecine. I. Dictionnaire médical des Essais de Montaigne. — Paris, J.-B. Baillière et fils, 1897.

ETC.

9 782329 571928